ため息を、深呼吸に

敷地広明
リラクゼーションセラピスト

游藝舎
YUGEISHA

ため息を、深呼吸に

はじめに

はじめまして。

敷地広明と申します。

僕はリラクゼーションセラピストとして15年間、1万人以上の方を癒してきました。

この本では、リラクゼーションマッサージのこと、癒しについてなどをお伝えしていこうと思っています。

まずはリラクゼーションセラピストとしての僕の仕事について、その定義と本質をご紹介します。

僕たちの仕事は、単に身体をもみほぐすだけではありません。

その核心には、「自然治癒力」という、我々人間が本来持っている素晴らしい力が関わっているのです。


この自然治癒力は、時に自分自身の心理的なリミッターによって制限されることがあります。

僕たちセラピストの役割は、対話や様々な手法を通じて、そのリミッターを解除し、お客さまが自分自身の癒しの力を最大限に引き出す手助けをすることです。


もしかしたら、「リラクゼーションマッサージは、ただのマッサージとは違うの？」と思った方もいるかもしれません。

たしかに似ている点もありますが、リラクゼーションマッサージは癒しに特化したアプローチなのです。

実際に一部のお客さまには、施術を行わずに終えることもあります。

これは非常にまれなケースですが、僕らはお客さまの内面と深く向き合うことに重点を置いています。

また、僕自身の体験談になるのですが、施術を受けていて勝手に涙があふれだし、止まらなくなったことがあります。

それは、僕の師匠から施術を受けたときのこと。

僕が新卒で入社した店舗は、同僚が女性ばかりなこともあり、思うようにいかない毎日でした。

そんな僕の不安や迷いを感じてなのか、ある日、師匠が僕に施術をしてくれたのです。

師匠の施術を受けているとき、ただの物理的な感触ではなく、深い感情的なつながりを感じました。

彼が僕のことを本当に心から大切に思ってくれているという感覚が、手から伝わってきたのです。

すると、後から後から涙がとめどなく出てきました。

同時に僕は、自分の親にもこの施術を受けてほしいと強く思いました。

社会に出てようやく自立し始めた頃で、

「両親はこれまでずっと僕のことを支えてくれていたんだ……」

と気づいた時期だったのです。

大事に育ててくれた親への感謝の念を深く感じ、そんな気持ちまでもが、師匠の施術を通じて心の中に芽生えたのです。


このように、リラクゼーションマッサージは、体だけでなく心にも働きかけ、お客さまが内側から癒されることを目指しています。

僕は、この仕事を通じて、お客さまが心身共に健康で幸せになることを願っています。

それが、リラクゼーションセラピストとしての僕の役割なのです。

本書の内容をご紹介いたします。

第1章では、僕がどのような人生を歩んできたのか、リラクゼーションセラピストになった経緯などをお伝えします。

第2章は、リラクゼーションマッサージの役目や、日々どのように考えながらお客さまに接しているかを解説します。

第3章は、僕がこれまでどのようなお客さまを癒してきたのか、どんなコミュニケーションをとっているのかなどをお話します。

第4章は、具体的な施術について、タオルワークから空間作りまでを解説します。

第5章は、僕のこれからの未来に向けた展望を記します。

最後までゆるりとお付き合いいただけるとうれしいです。

目次

第2章　リラクゼーションセラピストとして

第3章　こんなお客さまを癒してきた

第4章　タオルワークから空間作りまで

第１章
僕のこれまでの歩み

影響を受けた祖母の行動

昭和60年4月3日、僕は高知県四万十市、美しい四万十川のほとりで生まれました。

家族構成は、土木建設業に長年従事している父と、今は鮮魚店でパートをしている母と一人っ子の僕。

小学校ではサッカー、中学校ではバスケットボール、高校ではバレーボールをしていました。

当時所属していたサッカーチームは、県内ではそこそこ強くて、僕はそこのエースとして10番を背負っていました。

でも、中学に入るとサッカーをやめています。

その理由は当時、漫画『ＳＬＡＭ　ＤＵＮＫ』がとても流行っていて、それに影響されたからというもの。

今から考えると浅はかな動機だと思いますが、当時のバスケ部員の多くは同じような理由でバスケ部に入っていました。

中学時代の勉強に関しては、真面目に授業を受けていて成績も悪くなく、僕の住んでいた学区唯一の進学校に進学できました。

ここまでを振り返っても、リラクゼーションセラピストという今の職業に何一つとしてつながっていません。

ですが、高校時代の思い出に１つ、今の職業に通ずるものがあります。

当時、愛媛県に祖母が住んでいたのですが、祖母は毎日、朝の４時から近所の公園のゴミ拾いをしていたのです。

そんな早朝のことなので誰も知らず、もちろん家族全員知りませんでした。

実は、祖母はそれを何十年も続けていたそうです。

たまたま近所で早朝に散歩していた人が祖母の姿を見かけて市役所に伝えたらしく、祖母は市から表彰を受け、後日愛媛県からも表彰されました。

リラクゼーションセラピストという僕の職業には、「見えないところから相手を支える」という面があります。

その意味で、祖母のこの行動に僕はすごく影響を受けているといえます。

宇宙飛行士になりたかった

僕はリラクゼーションセラピストという仕事を選びましたが、子どもの頃は宇宙飛行士になりたいという夢を持っていました。

小学校６年生のころから、僕の心の奥底には宇宙への憧れが芽生え始めていたのです。

幼い頃から僕は読書に熱中していて、「毎日少なくとも1冊の本を読む」という自分自身に課した目標がありました。

また、通っていた小学校では「読書杯」というのがあり、20冊読み終えるごとに先生がハンコを押してくれたのです。

本を読めば読むほど、そのハンコが増えていくのが嬉しくて、僕は読書に没頭しました。

1年365日、ほぼ毎日、図書館の本を読んでいた記憶があります。


僕の読書熱に拍車をかけた出来事があります。

小学4年生のころ、僕はいじめに遭遇しました。

その結果、学校で1人で過ごす時間が増え、読書にさらに熱中するように。

本を読むことで僕はいじめから逃れ、自分の世界に没入していたのです。

そのころから大人が読むような雑誌も手に取り始め、その中で『Newton』のような科学雑誌にも興味を持ち、宇宙や生命について考え始めました。


ちょうどこの時期、毎晩、寝る時に息を止めて、「このまま死ねるんじゃないか」などと考えたりもしていました。

けれど、苦しくなってくると親の顔が浮かんできて、

「このまま僕が死んでしまったら、２人は悲しむだろうな」

と親に申し訳なくなり、そんなことをやめた記憶があります。

そんな日々を送りながら、次第に宇宙への興味が増していき、宇宙飛行士になりたいという夢へと繋がっていったというわけです。

世界観が広がった留学体験

高校は、「英語の勉強をたくさんしたいから」という理由で、アメリカに留学できる学校を選びました。

なぜなら、宇宙飛行士になるためには英語が必須だと考えたからです。

とにかく英語の勉強には多く時間を割き、高校2年生のときに1カ月ほど、念願の海外留学をすることに。

ただ、本当はアメリカに短期留学する予定だったのですが、９１１のテロがあった翌年に入学したのでアメリカには行くことができず、留学先はニュージーランドに変更となりました。

ニュージーランドでの留学はものすごく大きな体験でした。

特に子どもたちと遊ぶ機会が多く、彼らは僕が英語をしゃべれないからと気を使ってくれず早口だったので、必死でついていかねばなりません。

その結果として、英語力のアップにつながりました。

また、とても自然に英語を話せるようになったと感じています。

日本人相手に日本語で会話をすると、

「これは言わなくても伝わるでしょ」

「ここを指摘したら空気が悪くなるから、やめておこう」

といったように、忖度とかを考えてしまうもの。

ですが外国人相手だと、言葉を知らないがゆえに感情がストレートに出てきます。

それゆえ相手に気を使うこともなく、徐々に自然体で英語を話せるようになりました。

こういった体験は、僕の世界観を広げるきっかけになったと思います。

濃密な寮暮らし

高校3年生になると、同級生がみんなそうであるように僕も進路を考えるようになりました。

成績も悪くなく、内申点が良かったので、推薦を受けることができ、東京都八王子市にある創価大学経済学部経済学科に進学しました。

大学では寮生が100人いる寮に入り、すごく濃密で楽しい時間を過ごせました。

寮生活というと厳しいイメージがあるかもしれませんが、実際はというと……。

僕は4月3日が誕生日なので、大学1年時の誕生日は寮で迎えました。

誕生日の夜に、

「おい、敷地！　お前、寝る前に電気消し忘れただろ！　こっちの部屋に来い！」

と、突然先輩に呼び出されたのです。

まだ寮に入ってそれほど日もたっていませんでしたし、よくわからず、めちゃくちゃ怖かった……。

オドオドしながら部屋に入ると、急に１００人の寮生全員が出てきて、みんなでハッピーバースデーを歌い出してくれました。

誕生日サプライズです。

大学時代はそんな熱い寮生活を過ごし、そこでできた仲間とは今も付き合いが続いています。

僕は何に命を使おうか

大学2年に進級し、貧困問題を学ぶゼミに入りました。

まだゼミに入って間もないころ、先生とゼミ生たちでランチをとる機会がありました。

美味しい料理を囲みながら談笑していると、先生が突然、

「美味しいよね……。でも、世界ではこんなふうに美味しいものが食べられない子どもたちがたくさんいるんだよ」

と静かに話し出したのです。

自分たちの日常と、海外のどこかの国の日常の乖離を知ることは、僕にとって大き

な衝撃であり、深い反省のきっかけとなりました。

その後、このゼミで学びながら、

「自分は何に命を使っていけばいいのだろうか」

と、真剣に考えるようになったのです。


僕は決して裕福な家庭ではなかったものの、必要なものはすべて与えられていました。

けれど、大学に入ってからは、自分でお金を管理し、買い物もするようになり、生活の価値観が変わり始めました。

「１日１００円生活」に挑戦するなど、日々の生活を意識するようにもなりました。

そんな日々を通して、食事を作ってもらうことや、毎日３食の食事が当たり前ではないことを、深く理解するようになったのです。


貧困問題について学ぶことで、人間としての成長を遂げることができたと感じています。

それは、自分だけでなく、社会への貢献にもつながるものだと信じています。

一生ずっと続けられる仕事探し

大学2年のころから、将来に対する不安と自分自身の飽き性を抱えながら、僕は「ずっと続けられる仕事」を探していました。

ゼミで貧困問題を学んだこともあり、製菓業界、ジャイカ（JICA国際協力機構）、国連関係など、食や貧困問題に携わる仕事に興味を持っていたのです。「世界から飢餓をなくしたい」と本気で考えていました。

けれど、就職活動を進めるうちに、国連などの仕事は自分が本当にやりたいことを実現できないと感じるようになったのです。

また、学生特有のキラキラした目で見ていた会社に対しても、OB訪問などをやっていくと、

「それほどやる気もないのに、この人はなんでこの仕事をしているのだろう」

などと、失礼ながらも疑問を持つことさえありました。

そんな人間が就職活動をしても、うまくいくはずがありません。

100社以上受けても、「この会社なら一生続けられる」という自信が持てず、苦戦をしました。

そこで、思い切って就職活動を一時ストップすることに。

そして、友人や同級生たちに2つの質問を投げかけようと決めたのです。

「僕にはどんな仕事が合っていると思う？」

「今、どういうサービスが欲しい？」

この2つです。

1カ月で100人に聞いて回った結果、僕に合う仕事はいわゆるホワイトカラー、

特に医療系が良いのでは、という意見が多く返ってきました。

また、2つめの質問に対しては多くの人が「癒し」を求めていることが分かりました。

当時は、うつ病が社会問題としてクローズアップされ始めた時期。

この結果を受けて、思い浮かんだことがありました。

癒しを提供する仕事

自分では全然意識したことがなかったのですが、友人たちからはしばしば、

「敷地君と話していると癒されるよ」

と言ってもらっていました。

「話をしているとリラックスして、なんだか眠くなる」

なんて言われたこともあるくらい。

また、恋愛相談に乗ることも多く、高校時代には女子から相談されることも頻繁にありました。

大学に入ってからもそれは変わらず。

寮の友人が悩みを打ち明けてくれることもたびたびあり、どうやら僕は相談されるタイプの人間だと気づいたのです。

「多くの人が癒しを求めていて、僕は癒しを提供できるかもしれない。そんな仕事に就けばいいいんじゃないだろうか」

そう考えたのです。


それともう1つ。

大学生のころ、中学時代の同級生と毎日３時間、電話をしていた時期があります。

彼はとてもつらい時間を過ごしていて、１日を乗り越えることができないんじゃないか、と感じることもありました。

もしも彼が僕と話をすることですこしでも元気になるなら、と思い、毎日電話で話をしていたのです。

けれど、これを一生続けられるわけではないことも理解していました。

そんなときに大学で心理学を学び、彼への伝え方や物事の見方を変えたところ、彼との電話の時間に変化が生じます。

1回3時間だったのが1時間、30分というように、徐々に短かくなっていったのです。

また、毎日の電話だったのが2日に1回、3日に1回、週に1回と間隔が空くようになりました。

この経験によって、会話を通じて相手の内面を癒すことができることを、なんとなくですが感じていたのです。

そして見つけたのが、「リラクゼーションセラピスト」という職業でした。

とはいっても、リラクゼーションやマッサージに興味があったわけではありません。足つぼマッサージすらも受けた経験がなかったのです。

ちなみに、当時の男性セラピストの割合は0・05%といわれていて、多くの人がそれを「女性の仕事」と捉えていました。

僕もその一人で、こういう仕事があることを見つけたといっても、何がリラクゼーションなのか、ほとんどわかっていませんでした。

男性セラピストはほとんどいない

就職活動を再開した僕がどういう行動に出たかというと、リラクゼーションサロン運営企業を片っ端から探しだしてそこから3社を受け、うちの1社で最終面接に進めました。

「まだ男性セラピストは全然いない。君がパイオニアになるんだ」

と発破をかけられ、そこに入社することを決めました。

その会社が、僕のリラクゼーションセラピストの原点となる業界最大手企業です。

当時、セラピストは人気の職種でしたが、先述したようにほぼ女性のみの職場です。

そんな職場で働くようになり、僕は初めてリアルな女性社会を知りました。

あまり詳しくは書けませんが、女性に幻想を抱いていた僕にとって、女性が９割を占める職場は目から鱗の出来事ばかり。

多様な人間関係に直面しました。


また、リラクゼーションマッサージに関してまったく未経験でゼロからのスタートだったため、まずは徹底的に基礎から学びました。

入社してから最初の２カ月は、朝から晩までみっちり研修です。

人間の体の構造から触り方、マッサージする際の体の動かし方まで、ひたすら頭に叩き込みました。


２カ月の研修後に全国各地の店舗に配属されるのですが、そこで僕は、

「全国トップの人がいる店舗で働かせてください」

とわがままを言います。

なぜトップレベルの人のもとへ行きたかったのか、その理由は明白です。
僕は、「やるからには、その分野で一番になりたい」と強く願っていました。
最速で一番になるためには、どうするのがいいか。
そのときの一番から学べばいいのです。
単純な理由かもしれませんが、会社は僕のわがままを受け入れてくれました。

師匠との出会い

その店舗は東京郊外の多摩市にありました。

そこには全国のトップレベルの技術を持った人たちが集まり、同じ系列店でも技術レベルやサービスレベルが群を抜いていました。

店長は男性セラピストで、この方は僕にとっての師匠となりました。

自分が希望したことですし当たり前なのですが、とくに最初の2、3カ月は厳しかった。

新人はアシスタントから始まるのですが、技術はまだまだ未熟です。

もちろん店舗に配属となる前にＯＪＴのような形式的なトレーニングも受け、徹底的に基礎的な土台は身につけています。

しかし、それらはあくまで基本中の基本。

実際の現場では、それまでのトレーニングでは対応できない状況に直面することも多々あり、戸惑うことばかり。

「あなたにはもうやってほしくない」

と、お客さまから逆指名されることもあったほどです。

そんなふうにつらいこともたくさんありましたが、僕がセラピストとしてのスキルを磨く過程で、この時期に先輩たちの実際の施術を間近で学ぶことができたことは、とても有意義でした。

彼らの言葉遣いや接客の仕方、小さな声のトーンに耳を傾けながら、ほんの些細な仕草や言葉の一つ一つまで、体に叩き込むようにしていました。

まるで「盗む」ようにして、すべてを学び取ったのです。

それとともに、僕は入社当初から他店の施術をたくさん受けるようにしていました。

年間100回以上は受けましたし、これは今も継続しているので、トータルで1500回以上の施術を受けています。

まだ給料の安い新入社員のうちは手痛い出費となりましたが、その経験は無駄にはなっていません。

他の店で施術を受けることで、うまいセラピストとヘタなセラピストの違いが徐々にわかるようになってきました。

それは、単に技術の巧拙だけではありません。

お客さまに対する心遣いや気配りも含めて、トータルで満足度の良し悪しが大きく左右するのです。

そんなことも含めて、この店舗では毎日が発見の連続でした。

決断の時

この会社では合計3年間働いたのですが、1年10カ月目に大きな決断の時が訪れました。

3つの選択肢が僕の前にあったのです。

「今の店で店長に昇進」
「本社で初の男性マネージャーになる」
「師匠とともに独立」

という3つの道。

どれも魅力的で相当悩んだものの、マネージャーという仕事に魅力を感じ、本社に異動し、7店舗を統括するマネージャーとなりました。

当時、現場を離れることに不安もあったのですが、マネージャーになることで、もっと広い視点で店舗の経営を見られるようになったり、先輩や他のセラピストから学べる機会も増えると考えたのです。


それから約1年間、店舗のスタッフ時代にはできなかったいろいろな経験をマネージャーとして積みました。

ある日、独立した師匠から、

「新店舗をつくるから、そこの立ち上げを手伝ってくれないか」

と誘われたのをきっかけに同社を退社し、師匠の店にうつりました。

その店では約2年間、立ち上げメンバーとして働いたのですが徐々に、

「こんな店を自分の手で作れたらいいだろうなあ」

「自分だったら、もっとこんなふうにしたい」

といったビジョンを描くようになってきたのです。

その想いが最大限に強くなったころ、ついに独立を果たし、自分の地元である高知県で新しい挑戦をすることに。

師匠は、

「大変な道だぞ。頑張れ」

と厳しくもあたたかく激励してくれました。

その後、高知で自分のサロンを立ち上げ、そこを5年間運営した後、2019年から再び東京に戻ってきて、今は主に出張リラクゼーションマッサージという形でお客さまのもとに向かい、忙しい毎日を送っています。

第２章

リラクゼーション
セラピストとして

触れるだけで癒す

僕はリラクゼーションセラピストとして、数々のお客さまの癒しを担ってきました。

僕が背中に手を置いた瞬間に、何も話していないのに涙をこぼし始めたお客さまもいらっしゃいました。

きっとこの方にとって、触れることがデトックスとなり、癒しとなったのでしょう。

このように、触れる行為自体が感情を動かす大きな力を持っていて、どれほどの感情を引き出すかは計り知れないものなのです。

また、触れることによって心の扉を開き、心の内を明かしてくださる方もいます。

そのような瞬間は、僕にとっても忘れがたいものです。

お客さまが抱えこんでいる精神的な重圧を知ることができ、それは僕の仕事の重要性を改めて教えてくれます。


もしかしたら、「触れるだけで癒されるなんて、そんな非科学的なことをいわれても、信じられない」と思ったかもしれません。

ですが実は、触れることによる癒しには科学的な根拠もあるのです。

オキシトシン、いわゆる幸せホルモンの分泌は、人との触れ合いによって促進されるという研究結果があります。

また、日本は先進国の中で幸福度が非常に低いという調査もあります。

この理由として、日本の文化では握手や抱擁などの肉体的な触れ合いが少ないため、幸福度が低いという意見もあるのです。

さらに、夫婦間の不和に関しても、家庭での接触の欠如や、コミュニケーション不足が一因となっていることは、様々な研究で指摘されています。

以前読んだ本によれば、夫婦間で抱擁や軽いキスがあるだけで、家庭の雰囲気は大きく変わるそうです。

触れ合いの文化が少ない日本では、この点が特に重要でしょう。

見方を変えれば、日本でリラクゼーションマッサージがいかに人々に必要とされているかを示しているともいえるのではないでしょうか。

人間というのは触れ合うことで心を開き、癒されるのです。

セラピストである僕の手が、お客さまの心に触れ、そこから生まれる感情が本当の癒しにつながる。

このことを理解し、心を癒すことに尽力していきたいと考えています。

日常に「癒し」をもたらす

セラピストとしての僕の役割は、日常に「癒し」をもたらすことです。

衣・食・住と同様に、癒しも生活の必要不可欠な要素だと考えていますし、それを実現するため、そういう世の中にしていくために自分のサロンを開業しました。


癒しは、うつ病の解消や疲れの軽減に寄与すると信じています。

僕たちは日々、様々なストレスを抱えながら生活していますが、その生活に癒しが加わることで、ストレスが軽減される可能性があります。

僕は癒しを通じて、人々の生活の質を向上させたいのです。

そのためにもまずは僕自身から、常に楽しそうに、かつ、落ち着いている雰囲気を醸し出したいと考えています。

そうやって癒しの覇気をまとうことで、周囲にポジティブな影響を与える空間を作り出したいのです。

たとえば、電車の中で笑顔の赤ちゃんを見ると、こちらも自然と笑顔になりますよね。

そんな影響を与えたいのです。

小さな子どもが母親にお腹をトントンとさすってもらっているような安心感を、僕もお客さまに提供したいといつも考えています。

そのために重要なことは、癒す側のセラピスト自身も常に癒されていること。

癒されていない人による癒しは、十分な効果を持たないと思っています。

癒されているからこそ、セラピストとしての役割を果たせるのです。

セラピストは「予防」を担う

リラクゼーションセラピストと似たような仕事に、エステティシャンや整体師、マッサージ師、理学療法士などがあります。

ですが、こういった職業と僕らとでは、「美容」「治療」「予防」という点で、明確に役割が違っているのです。

エステティシャンなどがその役を担う「美容」とは、現状を美しく変えること。

鍼灸師やあん摩マッサージ指圧師の「治療」とは、壊れたものや傷ついたものを修復することです。

そして、僕らの役割は「予防」です。

リラクゼーションセラピストという仕事は、「予防」に重点を置いているのです。病気になったり、治療が必要な状態になったりする前に、倦怠感や疲れを対処し、健康な状態を維持するのが僕たちの使命なのです。

これが僕たちの存在意義とも言えます。


本当に病気になってしまった人は医療の専門家に治療を受けるのが良いでしょうし、美容の向上を望む人はエステティシャンなどの専門家に相談するのが良いでしょう。

セラピストは、その中間に立っているといっていいでしょう。

治療しなければならない状態まで悪化させないため、そうなる前に状態を回復させる、つまり予防するのがセラピストの役割です。

大きな責任があると僕は感じています。


とはいえ、整体に行っても完治しないと感じる人や、エステに行っても効果が出ない人が、セラピストのもとを訪れてくることもあります。

そういったお客さまに「癒し」を提供することで、心身の状態が改善されるケースもあるのです。


たとえば、痩せたいけれどなかなか痩せられない人が、その原因を理解せずに悩んでいる場合、リラクゼーションマッサージを受けることで、そのストレスが解消され、結果として痩せる方向に進むこともあります。

このような観点から、セラピストとしての僕の活動は、心身の健康を支える大切なものだと自覚しています。


また、うつ病などの精神的な問題を抱える人々にとっても、リラクゼーションマッサージが大きな助けになることがあります。

もちろん予防が基本ではあるものの、治療を受けても改善されない症状に対して、何らかの癒しを提供できたとき、僕はこの仕事に大きなやりがいを感じます。

なかなか解決しない問題を抱えている人々が、僕たちのサービスを受け続けてくれることは、セラピストとしての存在意義を再確認する瞬間です。

それは僕たちが提供する癒しや心のケアが、どれほど価値あるものであるかを物語っているといえます。

マッサージともみほぐしの違いは？

「マッサージともみほぐしって、何がどう違うんですか？」

たまにこのような質問を受けることがあります。

「マッサージ」と「もみほぐし」の違いについて、多くの人が疑問を抱いているのかもしれません。

マッサージは治療を目的とし、日本ではマッサージという言葉は国家資格を持った人のみが使用できます。

ただし、バリ式マッサージやアロママッサージなどの特殊なタイプは、特定の資格を持っていなくてもマッサージという言葉を使えます。

一方、「もみほぐし」は一般的なリラクゼーションの手法を表しています。とくに国家資格は必要ありません。

マッサージともみほぐしには、こういった違いはあるものの、お客さまに与える印象としては大きな違いはないと思います。

とはいえ、最も大きな違いは、先述したようにマッサージは主に治療目的、もみほぐしは癒しや予防目的であることでしょう。

基本的には、体がすでに壊れてしまっている人はマッサージを、壊れかけている人はリラクゼーションやもみほぐしを選ぶのが良いと思います。

心と体の繫がりを知ること

リラクゼーションセラピストは、お客さま一人ひとりの心に寄り添い、その人に最適のケアを提供することが使命だと思っています。

なので、お客さまの自律神経の状態は把握するようにしています。

たとえば、日々仕事をバリバリとこなす活発な方。

このような方は、なかなか休む時間を取れず、常に疲れを抱えていて、交感神経が優位になっています。

そういう方は、副交感神経を活発にしてバランスを取ることが重要です。

なので、施術する際はゆっくりと話を聞いて、穏やかな声で接することを心掛けています。

一方で、気分が沈んでおり、体もだるい状態が続いている、少しうつ傾向にある方はどうでしょう。

そのような方には、明るく元気な声で話し、手の当て方をスマートにシャープにして、圧もほんの少しだけ強めを心掛け、心身のバランスを整えるよう意識して施術をするようにしています。

このように、どんなお客さまも判で押したように同じ施術をするのではなく、一人ひとりの自律神経の状態を見極め、それぞれに合わせて少しずつ変えているのです。

お客さまの交感神経や副交感神経の状態は、一目で、または少し体に触れれば、おおよそどのように対応すべきかは、これまでの経験から判断できます。

ですが、それだけですぐに施術の方向性を決めたりせず、お客さまの話をじっくり聞くことにしています。

仕事内容、生活リズム、趣味など、様々な側面からその人の心と体の状態を理解しようと努めているのです。

どの部位を重点的にマッサージすべきかも、そこから得られたお客さまの状態に合わせて適切なケアを行います。

そうすることで、より効果的な施術が可能になるからです。

もちろん、常にお客さまの安全も最優先に考えます。

「怪我をしていないか」
「触れて欲しくないところがないか」
「既往症がないか」

このようなことを事前に必ず確認するのは、リラクゼーションセラピストとして当然です。

そして、お客さまから話を聞きながら、生活習慣や心の状態を想像します。

時には、体よりも心が疲れていて、そのストレスが健康に影響を及ぼしていることもあります。

「呼吸が浅くなると背中が張る」というように、さまざまな要素が絡み合っているため、一概に原因を特定できないのが実情。

むしろ、さまざまな推理を働かせながら、お客さま一人ひとりに最適なアプローチを考えているのです。

機械では得られないもの

セラピストとして僕が一番大切にしていることは、施術を受ける人をどれだけ大切に思い、愛情を持って接するか。

もみほぐしのスキルの習得において、一定のレベルまでなら誰でも身につけることができるでしょう。

しかし、あるレベルを超えるためには心と体の繋がりを深く掘り下げなければなりません。

これがなければ、セラピストとしての成長は望めないといえます。

体には、特定の仕組みがあり、その仕組みを理解していれば、たとえば肩こりや腰痛などはある程度すぐに解消できます。

それに、現代はマッサージ機も高機能で上手なものがたくさんあるので、それを使ってもいいはず。

つまり、わざわざリラクゼーションマッサージを受けなくたっていいのです。

けれど、幸せホルモンとも呼ばれるオキシトシンのようなものは、人の肌と肌との触れ合いから生まれるもの。

マッサージ機では絶対に得られません。

たとえば、親が子どもを寝かしつける時にトントンと手を胸に軽く当てたりします。

それによって子どもは安心感を抱き、心地よい睡眠へと導かれます。

ただし、そこに親の愛情がなければ、子どもは安心して眠ることはできないでしょう。

「大切に思われて触れられる幸福感は、技術だけでは得られないもの」。

そのように僕は考えています。

想いがあるからこそ、相手は本能的に心地よさを感じるのです。

それを持たずに技術だけを提供するならば、ハンドマッサージ器やマッサージチェアでいい、ということになってしまいます。

心と体の繋がりを理解し、それを大切にすることが、真のリラクゼーションをもたらすと僕は信じています。

技術以上に大切なもの

リラクゼーションセラピストという仕事を通じて人々の心と体を癒すためには、ただ単に技術を提供すること以上のものが求められます。

この仕事には、お客さまへの大きな思いやりと深い集中力が必要だと感じています。

僕がセラピストとして大切にしているのは、「お客さまに対してどれだけ寄り添い、心を尽くせるか」です。

そのためには、お客さまに接しているときに集中力を維持することが特に重要となります。

もちろん、それは簡単なことではありません。

時には、お客さまの体に触れながら、ふと自分の日常のことや、そのとき抱えている悩みが頭をよぎることもあります。

けれどその瞬間、自分を戒め、再びお客さまへ集中するよう努めています。


そもそも、セラピストは主役ではありません。

僕たちの役目は、お客さまの自然治癒力を高めるサポートをすること。

つまり、主役はお客さまで、僕らは脇役なのです。

脇役として、主役のサポートをする役目を持つ者として、お客さまが抱える問題の根源を理解し、それに対して適切に寄り添うことが重要なのです。

そのためには、深い集中力とその維持が欠かせません。

目の前に見えているものが全てではない

すこしえらそうに話してしまいましたが、とくにセラピストになった頃は、僕は気が散りやすいタイプでした。

最初に配属された店舗の構造が割とオープンで、施術をしていても周囲の音や動きに気を取られてしまい、全方向に思考が飛んでいってしまうことが多かったのです。

しかし、それではいけないと考え、お客さまへの集中力を高めること、その人の深い部分にも気を配ることを学びました。

そして今、僕はサポートをする役を全うするために、お客さまの自然治癒力を高めることを最優先に考えています。

このようにできるようになったのは、数多くの先輩たちからの教えによる影響です。特に心に残っているのは、ある先輩が教えてくれた「目の前に見えているものが全てではない」という言葉です。

以前の僕は、お客さまが抱えている問題を早く解決することに重点を置いていました。

リラクゼーションマッサージには即効性があると考え、自分の力を過信していたのです。

ですが先輩から、

「お客さまにはそれぞれバックボーンがあり、生まれてきた背景や生きてきた経験、家庭や仕事の状況がその人を形作っている。表面だけで全部を解決できるものではない」

と教わりました。

この考え方は、僕にとって大きな転換点となったのです。

「セラピストは目に見える表面的な問題解決に注力すべき」と考えた人もいるでしょう。

けれど僕が学んだのは、お客さまの深い部分に心を寄せ、そのバックボーンにも注意を払うことの大切さなのです。

こうした経験から、僕はお客さま一人ひとりに、より深く寄り添うことができるようになりました。

挨拶こそが信頼関係を構築する第一歩

お客さまから信頼を得るために心がけていることがあります。

それは、温かな挨拶から始めること。

具体的には、明るい声と笑顔を大事にすることを意味します。

とはいえ、いつでも常に同じでいいわけではありません。

たとえば、サロンでは活気ある挨拶をしますが、お客さまの自宅では、もっと穏やかで丁寧な挨拶を心がけています。

そうやって、場所によって少しアプローチを変えているのです。

ただし、挨拶の方法は相手や場所によって変わるべきですが、共通していることもあります。

ちゃんと立ち止まって一礼し、それから挨拶の言葉を伝えることです。

もしお客さまの名前を知っているなら、名前を呼んでから挨拶をするとなお良いでしょう。


実は挨拶に関して、多くのセラピストがやってしまいがちなことがあるのです。

それは「ながら動作」です。

「ながら動作」とは、お客さまに「こんにちは。今日はお願いします」とあいさつをしながら、同時に施術を始めることなど。

僕は絶対にやりません。

礼儀として、お客さまの背中に手を置く前に、まずはゆっくりと挨拶し、

「本日は60分間、よろしくお願いいたします」

と伝えてから施術を始めるように決めています。

「挨拶一つとっても細かいな」

と思われた方もいるかもしれませんが、このように細部にまで注意を払うことが、お客さまの癒しに大きな違いを生むのです。

挨拶こそが信頼関係を構築する第一歩だと感じています。

サロンと出張の違いとは？

リラクゼーションマッサージのシチュエーションは、お客さまにサロンまで来ていただく場合と、セラピストが出張してお客さまの指定場所に足を運ぶ場合の２通りあります。

サロンでは、お客さまが自ら足を運んでくださるため、僕たちは「ようこそ」という気持ちで迎えます。

「これまでに何回か会ったことがありましたっけ？」

というくらい、初めての方でも親しみやすく接することが、僕のサロンの特徴です。

このアプローチは、新しいお客さまとの関係を築くのに非常に有効だと考えています。

一方、出張リラクゼーションの場合はどうでしょう。

セラピストは、お客さまのプライベートな空間に足を踏み入れることになります。そのため、サロンに来ていただく場合とは違い、「お邪魔しております」という意識を強く持っています。

とはいえ、そこも杓子定規にはならず、お客さまがどのようにセラピストを迎えたいかを考慮し、その方の性格に合わせて対応を変えることが大切です。

たとえば、きっちりとした方には丁寧に、リラックスしている方には柔らかく接するようにしています。

お客さまの自宅に伺っての施術は、ホテルの部屋に行くのとはまた異なる難しさがあります。

自宅はお客さまにとって100％プライベート空間。

その空間に入ること自体が大きな責任となり、部屋の雰囲気を見ながら、どのようにすれば良い関係を築けるかを瞬時に判断する必要があります。

繰り返しますが、この仕事をしていて常に意識しているのは、お客さまが何を求めているかを考えることです。

それは、単にリラクゼーションの提供だけではなく、心地よい時間と空間を提供することにつながります。

「相手を理解することが、良い関係を築く第一歩」。

これが僕の信条です。

それぞれのお客さまに寄り添い、それぞれのニーズに応える。

これが僕のセラピストとしてのスタンスであり、僕が大切にしていることです。

コミュニケーションが与える影響

お客さまとのコミュニケーションは、施術そのものの質、そしてお客さまの満足度に大きな影響を与えます。

僕が確信していることは、いいコミュニケーションを取ることがお客さまに満足してもらうための鍵であるということ。

この相関関係は明らかであり、それはセラピスト側だけでなく、お客さまにも当てはまります。

コミュニケーションが苦手、あるいは求めてこないお客さまの場合、彼らの満足度はなかなか上がらない傾向にあります。

癒しは、僕たちとお客さまの共通のゴールです。

しかし、そのゴールに向かいながら、コミュニケーションの障壁や、セラピストへの疑問が、癒しのプロセスの妨げとなってしまうこともあります。

だからこそ、

「何か気になることや不安を感じたら、その場でお伝えいただくことが大切なので、なんでもいってくださいね」

と僕はいつもお客さまにお伝えしています。

そうすることで、より良い癒しの環境を提供できるのです。

そうはいっても、お客さまが遠慮してしまうこともあるでしょう。

しかし、本当に癒されるためには、遠慮せずに自分の気持ちや状態を正直に伝えることが不可欠です。

また、人間関係は複雑ですからセラピストとの相性が合わないこともあるでしょう。

そんな時は、他のセラピストを試すことも一つの選択肢。

違和感を抱きながら何度か同じセラピストに施術を受けても、やはり相性が合わないと感じることは珍しくありません。

その時は、他のセラピストを指名することも考慮してください。


「その人を何回も指名しているから、急に別の人を指名したり店に行かなくなったら、いやな気分になるんじゃないかな」

などと、無理をしていると、癒されることは難しくなってしまうもの。

だからこそ、無理をせず、自分の気持ちを最大限に大切にすることが重要なのです。

第３章

こんなお客さまを癒してきた

ニーズも人それぞれ

リラクゼーションセラピストとして、さまざまなタイプのお客さまに施術を提供してきました。

特に多かったのが、サラリーマンやOLの方々。

サロンでは女性のお客さまが多いのですが、出張での施術は男性が半数を占めます。

これは、ビジネスホテルや高級住宅街からの依頼が多かったためです。

サロンと出張の施術では、ニーズにも違いがあります。

サロンの利用者は、日中の活動の一部としてマッサージを受けることが多いといえます。

男性の場合、仕事の途中や休憩時間に施術を受けることが多いのですが、女性の方ですと、休日に1日かけてサロンや美容院、病院などを巡る方も割といました。

一方、ホテルや自宅にセラピストを呼んで施術を希望される方は、1日の始まりや終わりにリラックスしたいというニーズが強くあります。

そういったお客さまのニーズや環境によって、施術のアプローチを変えています。

たとえば、朝の施術を希望する方で、寝起きにリフレッシュしたいと考えられているのであれば、交感神経を優位にするようなシャープですこしスピーディーな施術を心がけます。

それに対して、夜の施術を希望する方で、その日の疲れを取りたいという要望があれば、副交感神経を優位にするようなマイルドですこしゆったりめの施術を心がけます。

僕が提供する施術は、お客さま一人ひとりのニーズや生活スタイルに合わせてカスタマイズしています。

それぞれのお客さまのライフスタイルや状況を理解し、最適なリラクゼーションを提供することが、僕の仕事の重要な部分です。

思い出の3人

多くのお客さまと出会い、様々な経験をしてきましたが、中でも3人のお客さまが特に印象に残っています。

セラピストとしての技術だけでなく、人間としての成長にも大きく影響されました。

まず1人目のお客さまは、ダンサーの女性です。

彼女は、僕の師匠を指名できなかった際に、僕を選んで施術を受けてくれ、それからの付き合いとなりました。

彼女は姿勢が綺麗で、性格もキビキビしており、率直なアドバイスをくれる方で、ときには厳しい意見も頂戴しました。

ですが、僕をただのセラピストとしてではなく、まるで身内のように育ててくれた方です。


2人目のお客さまは、僕が最初のサロンにいた頃からの常連の女性で、週に1回のペースで僕を指名してくれていました。

僕がマネージャーとして本社へ異動することを伝えたとき、彼女は、

「本当に残念。異動前にもう1回、最後にお願いできませんか?」

と言ってくれました。

後日聞いた話ですが、

「実は異動の話を聞いてから何日か、食事がとれなくなっちゃった」

と言っていただいたほど残念がってくれたのです。


そして3人目は、年齢的にはご年配の女性ですが、富士山に登頂するという目標を

持ち、山登りのトレーニングを真剣に行っている方。

「あなたの施術を受けることが一番の幸せよ」

と言ってくれました。

彼女はある会社の社長をしていて、数多くの場所でマッサージを受けた経験を持っているにもかかわらず、僕の施術に大変満足してくれたのです。

彼女の健康に対する意識の高さから、僕も多くを学ばせていただき、この方のように歳を重ねても元気でいたいと感じています。


これらの出会いは、僕にとってかけがえのないものです。

もちろん、１回限りのお客さまもたくさんいらっしゃいますが、そうであったとしても、それぞれの方との関係が、僕にとって大きな意味を持っているのです。

最も誇りに感じている出来事

僕のセラピストとしてのキャリアで、最も誇りに感じている出来事があります。

インドを訪れた際のホストファミリーのお母さんとのエピソードです。


インドに行ったのは今から7年前のこと。

ある日、彼女がとても疲れている様子だったので、僕は施術を申し出ました。

彼女はすごく喜んで、家族にも僕の方法を学ぶように勧めたほど。

家族みんなでメモを取りながら熱心に学んでいる姿を見て、「リラクゼーションセラピストになって本当によかったな」と実感できたのです。

　また、僕はこれまでいくつかの国を訪れていますが、インドは特に人生観に影響を与えてくれた国です。

　自分の人生を見つめなおそうと考えてインドに行ったのですが、想像以上に人生観を変えてくれました。

　特にインドのスラム街での経験は、僕にとって忘れられないもの。

　スラム街を歩いていたら、子どもたちが集まってクリケットをしている光景を目にしました。

　ただ、よく見るとその中に一人、血まみれの子どもがいたのです。

　その子はかなりの怪我をしていたにもかかわらず、周りの子どもたちと同じように笑顔で遊んでいました。

　日本では考えられないような状況ではないでしょうか。

子どもたちのたくましさと生命力に溢れた姿に、僕は深い感銘を受けたのです。

さらに別の日には、8人家族のお母さんと話す機会がありました。

彼女は涙を流しながら、最近亡くなった5歳の息子さんのことを語ってくれました。

彼女によると、息子さんは病気で薬が必要だったのです。

その薬の値段は、わずか500円。

お母さんはその金額さえも用意できず、息子さんを失ってしまいました。

僕にとって医療費としての500円は些細な金額です。

けれど、彼女の家族にとっては命を救うための大金だったという現実に、僕は強く心を揺さぶられました。

それは、僕が今まで生きてきた世界とは全く異なる厳しい現実であり、その衝撃は言葉にできないほどでした。

これらのエピソードは、僕がインドで経験した数々の中でも特に印象的なもので、人生観を大きく変えるきっかけとなりました。

楽しみと喜びが困難を乗り越える力になること、そして、お金が命を左右する厳しい現実が存在することを、身をもって感じた瞬間でした。

お客さまからの特別な感想

たまにいただくお客さまからの感想やフィードバックは常に特別なもの。

彼らからの言葉は、僕にとって感動や驚きの源であり、この仕事の価値を確認する瞬間なのです。

いうまでもありませんが、施術後に生じた体やメンタルの具体的な変化を伝えていただけると、その喜びは言葉にできないほど。

「視界が広くなりました」

「むくみが取れました」

「体が軽くなりました」

「気分がスーッとしました」

など、いろんな感想をいただき、どれも喜ばしく感じています。

これまでで特に印象深かったのは、僕の施術を受けているときにお客さまがスピリチュアルな感覚を体験しているという話です。

「何もしていなくても温かく感じる」

「敷地さんの手が触れていないのにリラックスする」

このようなことをいわれる方が実は少なくありません。

以前、占い師さんが施術を受けに来て、とてもポジティブなことを言っていただけたこともありました。

僕自身はスピリチュアルなことにあまり詳しくないので、なんともいえないのですが、ただ毎回、心を込めて施術をしていることは確かです。

そういった点が、ある種の体験につながるのかもしれません。

いずれにしても、僕の施術を受けたお客さまが、最初はしんどそうな顔で来店し、施術後には自然な笑顔に変わって帰るのを見ると、リラクゼーションの良さ、そして僕の仕事の価値を改めて感じることができます。

さらに、そんなお客さまが僕の施術を家族や友人に紹介してくれると、非常にうれしくなります。

これは僕の技術が信用されている証拠であり、ありがたいかぎりです。

多様なお客さまとのコミュニケーション

僕は、多種多様なお客さまと接する日々を送っています。

それぞれの方々とのコミュニケーションをとる際には、いくつかの重要なポイントに気をつけています。

お客さまを大きく分けてみると、おしゃべりをしたい人とゆっくり寝たい人に分類できると考えています。

お客さまへの最初の質問で、僕は、

「普段どういったことをしているのですか?」

「特にお疲れのところはありますか？」

「その疲れている箇所で、特にどの辺が疲れていますか？」

などを尋ねます。

この時、お客さまがどのように反応するかで、その人のニーズをある程度探ることができます。


たとえば、質問に対してシンプルな答えが返ってくる場合、その方は積極的に会話を望んでいないことが多いといえます。

そういった時は、お客さまからの言葉に対して答える形を取り、無理に会話を進めることはありません。

反対に、質問に対して多くの言葉を使って答える方は、会話を楽しむ傾向にあると言えます。

このような方には、より親密なコミュニケーションを取りつつ、施術を行います。

また、お客さまが活発に過ごしているのか、それとも心が疲れているのかを見極めることも大切にしています。

活発な方にはじんわりとした施術を行い、心が重たい方にはスピーディーに施術を行うように心がけています。

ほかにも、日本人と外国人のお客さまでは、異なるアプローチが必要です。日本人の場合、お互いに言葉を理解しすぎることから生まれる暗黙の了解や遠慮が多く見られます。

そうした遠慮を感じさせないように、フランクな環境を作ることを意識しています。とはいえ、あまりにフランクになりすぎる必要はありません。

施術中にユーモアを交えることもありますが、無理に面白くしようとはせず、小さな笑いを持続させるように心がけています。

そういえば、一部のお客さまや初対面の方で、僕のことを「先生」と呼ぶ方がいます。

そう呼ばれてしまうと上下関係となってしまい、リラックス空間を作るのに支障がでてきます。

なので、そんなときは「先生ではないですよ」とお伝えし、対等な関係を築くことを心がけています。

日本人と比べて外国人のお客さまは、自分の思っていることを率直に伝えることが多いといえます。

痛かったり不満があったりしたら、すぐに伝えてくれるのです。

日本人の場合、痛みや不満をなかなか伝えないことがあるので、痛かったり、もみ足りないと感じたときは、遠慮なく伝えていただければと思います。

困難だったケース

リラクゼーションマッサージの仕事は、人々の心と身体に寄り添う繊細さと、それぞれのお客さまのニーズに合わせた柔軟な対応を要求される、実に重要な職業です。僕たちセラピストは、お客さま一人ひとりの心身の状態を理解し、それに応じた最適な癒しを提供することを目指しています。

けれど残念ながら、すべての人に完璧な癒しを提供できるわけではないのが現実です。

たとえば、お客さまが「ちょうど良い感じでリラックスできました。ありがとう」

と言ってくれても、その言葉の背後にある真の感情やニーズを見極めるのは非常に難しいといえます。

少し前も、女性のお客さまを施術し終え、彼女は「とてもリラックスできた」と言ってくれました。

ただ、僕は彼女の声のトーンや表情から、まだ何か心配事が残っているように感じました。

そんな時は、もっとこうすればよかったかも、などと反省をします。

時には理不尽な要求に直面することもあります。

たとえば、不正な金銭要求をするお客さまや、施術中に酔っ払って暴言を吐く人など。

こうした状況になってしまっても落ち着いて対応し、必要に応じて適切な機関に相談することもあります。

このような時に、セラピストとしての自分自身の安全を守ることはとても重要です。

リラクゼーションマッサージの世界では、多様な人々との出会いがあり、それぞれの方に最適なリラクゼーション体験を提供するために、日々努力を続けています。

特別なニーズをもつお客さま

僕はこれまで、発達障害を持つ方や高齢者、妊婦さん、それに芸能人やアスリートなど、多様なニーズを持つお客さまにも対応してきました。

ここでは、そういったお客さまとのことについてお話します。

発達障害を持つ方の場合、施術よりも、自分を理解してもらうことへのニーズが強い印象でした。

こういったお客さまの場合、話を聞くこと、彼らのペースに合わせて会話を進めることが重要です。

以前、僕が担当した発達障害の男性は、もみほぐしを受けながら、自分の背景について共有したいと考えていたように思いました。

このような場合、会話をゆっくり進め、きちんと聞くことに時間をかけることが大切だと感じています。

また、高齢者の方に対しては、骨粗鬆症やその他の健康状態に十分配慮して施術を行います。

圧の強さに関しては特に注意し、彼らの体がそれに耐えられるかどうかを見極めながら、適切な圧に調整していきます。

妊婦さんの場合、妊娠中の体の変化に応じたアプローチが必要です。

特に臨月近くの妊婦さんの場合は、マッサージの強さや時間を慎重に調整して、適切なケアを提供します。

ここでもヒアリングが重要で、どのようなケアが求められているかをしっかり理解することが必要となります。

芸能人や有名人のお客さまの場合は、プライバシーを尊重しながらリラックスして施術を受けられる環境を提供することが重要です。

彼らの特別な状況を理解し、施術の目的やニーズに集中するよう心掛けています。

アスリートの方々に対しては、一般的なお客さまとは少し違う対応をします。

「固い筋肉に覆われているから、強めにもみほぐしをするのでは？」と思ったかもしれませんが、そういったイメージとは異なり、強い圧をかける必要はありません。

彼らの筋肉は非常にしなやかで柔軟なのです。

なので、彼らの体の状態やニーズに応じた適切なマッサージを提供します。

ちなみにアスリートの場合、体の使い方やケアの方法をよく理解しており、もみほぐしもその一環として受けることが多いようです。

もしかしたら、

「特別なニーズを持つお客さまには、特別な技術が必要ではないか」

と考えたかもしれません。

ですが実際には、一人ひとりのニーズを理解し、それに応じた心配りと施術をすることが重要なのです。

その点で、ほかのお客さまと大差ありません。

もちろん技術も大切なのですが、それ以上に、それぞれのお客さまの特性を理解し、適切なケアを提供することが大切というわけです。

それぞれ異なるテクニックを使う理由と効果

お客さまごとに異なるアプローチやテクニックを使う理由は、多岐にわたります。

まず、当たり前のことですが、まったく同じお客さまはいません。

同じ人ですら、先週と今週とではニーズが違っていたりするのです。

なので、すべてのお客さまに画一的に同じ方法で施術をしても、うまくいかない場合のほうが多いといえます。

たとえば、体の一部である太ももで考えてみても、人によって太ももの形状や質感には違いがあります。

硬さや弾力性、他の部分との連動性など、多くの要因で異なるのです。

したがって、手の当て方や力加減など、一律で同じようにすることはできません。

それに、お客さまの体の特徴に合わせてアプローチを変えたほうが、より効果的な癒しを提供できるのです。

さらにいうと、体だけでなく、お客さまの心の状態や求められることによっても施術の中身は大きく影響します。

フィジカルとメンタルのバランスは人それぞれ異なり、これが合わさることで無数のニーズや状態が生まれます。

たとえば、常連のお客さまが、前回の施術時は話したい気持ちで、今回はリラックスしたいから会話は最低限にしたいなど、少しも珍しくありません。

お客さまの気持ちも、体の状態も、その都度その都度異なっているのです。

そのため、セラピストとしては、常に変わるお客さまのニーズを捉え、毎回最適なアプローチを考える必要があります。

毎回指名をいただいているお客さまであっても、その人の状態や要望は前回と変わっている可能性があるので、常に気を引き締めて対応しなければなりません。

彼らの心と身体の両方の状態を見極め、最適な施術を提供することが僕の使命なのです。

外国人のお客さま

サロンでの仕事において、外国人のお客さまと接する機会は少なくありません。

特に夏になるとインバウンドの観光客が増え、5～10％程度のお客さまが外国の方となります。

施術の技法自体は、外国人だからといって何かを変えることはありません。

もしかしたら、「外国のお客さまに対しては特別な技法が必要では？」と思ったかもしれません。

ですが、実際には、どの国のお客さまに対しても基本的な技法は変わらないのです。

それよりも、コミュニケーションの質や取り方に大きな違いがあります。

たとえば、アメリカやオーストラリア、ヨーロッパからのお客さまとは、連絡先の交換や写真撮影など、かなり密接な交流をすることが多くあります。

これは日本のお客さまとは異なる点でしょう。

外国の方々は積極的にコミュニケーションを取る傾向にあります。


また、外国人のお客さまのほうが、施術に対した直接的なフィードバックをくれることが多く、少し前には、

「リッツカールトンで受けたマッサージよりも良かった」

「あなたをスーツケースに入れて私の国に連れていきたい」

などと褒めてくれた方もいました。


観光客として日本に訪れる外国の方々は、それぞれの国でのマッサージの体験を

持っており、日本のもみほぐしを受けた後の感想や、自国との違いをシェアしてくれることもあります。

僕にとっては、それぞれのお客さまの文化的背景を理解し、それに敬意を表しながら施術をすることが、リラクゼーションセラピストとしての重要な役割の一つだと感じています。

受け流すことも必要

意外に思う方もいますが、リラクゼーションセラピストという仕事は、単に人々の話を聞くだけということもあります。

僕がこの職に就いたばかりの頃、あるお客さまの対応に苦慮したことがありました。その方は、どんなにポジティブな言葉をかけても常にネガティブに捉えてしまう方で、施術はきちんとやったのですが、来店前と後であまり変化がありませんでした。

「何をやってもうまくいかない。一体どうすれば良いのだろう？」

と自問自答する日々でした。

けれど、数回目の施術時に、

「あれ？　もしかしたらこの方はただ話を聞いてほしいだけなんじゃないだろうか。この方は、話の一つひとつに対しての僕の意見がほしいのではなく、ただ話を聞くだけでいいのではないだろうか」

と気づいたのです。

そして実際にそうやって対応を変えたところ、この方は気持ちよさそうに施術を受けられるようになりました。

この経験から、いわゆる「受け流す」技術の重要性を学んだのです。

もしかしたら、

「セラピストは常にお客さまの話をきちんと聞いて、ちゃんと反応しているはずでは？」

とお考えかもしれません。

もちろん、お客さまから具体的な相談を受けた場合、真剣に対応します。

しかし、多くの場合は、ただ話を聞いてほしいというだけだったりするのです。

なので、お客さまに「ちゃんと私の話を聞いてもらえている」と感じられるような環境を作り出すことを目指しています。

ただし、この点において、日本人と海外の方との間には明確な違いがあります。日本では、先述のような傾向にありますが、海外の方は意見の応酬を楽しむ人が多く、政治や宗教、お金の話など、日本では避けられがちな話題さえも、施術中に積極的に取り上げることがあります。

そういった違いも踏まえながら、僕はお客さまに合った対応を心がけています。

第 4 章

タオルワークから
空間作りまで

自分の気持ちの整え方

施術を開始するときに毎回行う儀式があります。

まず両手を合わせて合掌しながら、目を閉じて、頭の中で湖をイメージしています。

これは、お客さまの体に触れる前に自分を落ち着かせ、お客さまとの心のつながりを強化するためです。


しかし、常に湖のイメージが上手く浮かぶわけではありません。

なかなか湖が想像できない時もあります。

その際は、体を少し動かして集中し直し、改めて両手を合掌するところから始めます。

2、3回繰り返せば確実にイメージが浮かんできます。
毎回この儀式を終えてから、お客さまの体に手を触れるのです。

この儀式は以前、師匠から教えてもらったもの。

これを取り入れてから、僕の接客に大きな変化が訪れました。

それまでは、サロンの忙しさにかまけてしまい、目の前のお客さまになかなか集中できないこともありました。

お客さまをお待たせした時などに、急いで施術にとりかかってしまうことも。

ですが、この儀式をするようになったことで心にゆとりが生まれ、毎回、落ち着いた状態でお客さまに施術をできるようになったのです。


お客さまに手を当てる瞬間は、相手との初めてのコミュニケーションであり、お客さまと僕との関係がスタートする象徴的な瞬間です。

ここをおろそかにしてしまったら、いい癒しを与えることはできません。

問診票はつくらない

僕は問診票のようなものを作らず、お客さまとの対話を通して理解を深めていくスタイルを取っています。

このやり方は、以前つとめていたサロンでの経験から学んだ重要な教訓です。

サロンでは多様なお客さまに接することが多く、それぞれのニーズや期待に対応するためには、画一的な方法ではなく、個別に調整する必要があると痛感しました。

このスタイルを採用することで、一人ひとりのお客さまに真に寄り添い、その日の気分や体調に合わせた最適な施術を提供できるようになりました。

施術に求めるものは、お客さまによって異なり、同じお客さまであっても日によって変わります。

人間の感情や体調は日々変動するもので、「今日はこんな感じがいい」という気持ちも毎日異なります。

たとえば、同じプリンでも、食べる日によって感じ方が異なるのは、喉の渇きや水分摂取の状態、体調などによって味覚が変わるからです。

施術も同じく、お客さまのその日の感情や身体の状態によって、求めるリラクゼーションの形は異なります。

一日の疲れ、ストレスの程度、その日に起きた出来事など、様々な要因がお客さまのニーズに影響を及ぼします。

問診票を使ってしまうと、その日のお客さまの細かいニーズや感情を見過ごすリスクがあります。

問診票は、基本的な情報を集めるためのツールですが、それだけでは個々のお客さまがその瞬間に持っている感情や身体の状態を完全に捉えることはできません。

したがって、僕は対話を通じて、お客さまの言葉、表情、声のトーン、体の姿勢などから、その人の現在の心身の状態を把握することを重視しています。

このプロセスを通じて、お客さま一人ひとりに合った個別のメニューをつくり出すことができます。


セラピストとお客さまがマンツーマンで行うリラクゼーションマッサージは、毎回異なるお客さまの状態を理解し、その時その時に適した対応を取ることが重要です。

お客さまの現在のニーズを最大限に考慮し、彼らの期待に応えるために柔軟性が欠かせません。

また、施術は一方通行ではなく、セラピストとお客さまの両者が参加する対話的なプロセスであると僕は信じています。

そうすることでお客さまに深い理解と共感をもたらし、それが結果として彼らにより深い安心感と満足を提供することにもつながるのです。

また、セラピストとしても、お客さまの多様なニーズに対応することで、より豊かな経験と知識を得ることができ、プロフェッショナルとしてのスキルを磨くことにもつながります。

このように、お客さま中心のアプローチは、セラピストにとっても、お客さまにとっても、双方にとって価値のあるものなのです。

タオルワークについて

セラピストが施術中に行うタオルの取り扱い方全般をタオルワークといいます。

このタオルワークに関して、僕が特に気をつけていることがありますので、それをご紹介していきます。


僕がお客さまを施術する際、目の下までタオルをかけるのですが、その後でフェイスタオルの余った部分を使って顎周りを丁寧にほぐしています。

この際、タオルワークの技術が低いと、お客さまの目を押してしまったり、タオルがずれて視界が開いたりしてしまいます。

そうなってしまうと、お客さまがリラックス状態に入るのを妨げるので、特に顔周りの施術には細心の注意を払います。


体に関しても同様で、タオルの位置が適切でないと、圧が入りにくかったり、オイル塗布が不十分になったりと、施術に影響が出てきます。

だから、タオルワークは施術の質を高めるためにとても重要なのです。


タオルワークはセラピストの性格を映し出します。

きれい好きで丁寧な仕事をする人は、タオルワークも丁寧になりますが、あまりにも丁寧すぎると時間がかかりすぎてしまい、限られた時間を無駄にしてしまいます。

つまり、早さと丁寧さのバランスが大切ということ。

もしかしたら、

「タオルのかけ方一つで、そんなに変わってくるの？」

と思った人もいるでしょう。

ですが、タオルワークはセラピストの技術の見せどころであり、お客さまの快適さを大きく左右する要素といえます。

タオル一つで施術の質が大きく変わるため、僕たちはこの技術を大切にし、日々勉強をしているのです。

施術に入る前の準備

施術に入る前の準備は、僕にとってとても大切なプロセスです。
まず、環境を整えることが大切で、細かな配置にも気を配っています。
先ほども少し触れましたが、たとえばタオルをどの位置に配置するかなどもそうです。
これが施術の質に大きく影響するのです。
僕はタオルの扱いには特に気を配っています。
タオルはしわがないように丁寧にかけることが大事。
お客さまの下に敷くタオルもそうですが、上にかけるタオルを綺麗にすることで、施術がスムーズに進みます。

しわがあると、圧が本来の方向に行かず、施術の流れが止まることもあるのですが、綺麗に敷いてあれば、そのような問題はほとんどありません。

また、施術の流れが途切れないように、部位から部位への繋ぎを大切にすることも心がけています。


タオルの配置だけでなく、タイマーやオイルの位置も重要なのです。

お客さまが手や体を動かした際に当たらないように置くのはもちろん、お客さまが体を動かすのに合わせて気づかれないように慎重に移動させたりしています。

こういった小さな配慮が、施術の質を高め、お客さまに安心してリラックスしていただける環境を作りだすのです。

施術のやりやすさとお客さまの快適さのバランスを取りながら、日々施術に取り組んでいます。

心地よい空間の作り方

僕の仕事は、お客さまが本当にリラックスできる環境作りから始まります。

僕たちのサービスは、単なる技術の提供ではなく、心地よい施術です。

そのためには、お客さまがリラックスすることが不可欠。


しかし、リラックスできる環境というのは人それぞれに異なります。

そもそも、普段から他人に背中を触られる機会なんてあまりありません。

それなのに、

「それでは今から施術を始めます。リラックスしてくださいね」

とお伝えしたところで、緊張しないでいることは難しいもの。

なので、先にお客さまが安心して身体を預けられる環境を作ることが必要です。


たとえば、施術中に流す音楽1つとっても、その好みは様々。

ある人はジャズを聞きながらリラックスすることを好みますが、別の方は自然の音、たとえば滝の音に癒されるかもしれません。

香りについても同じことが言えます。

無臭を好む方もいる一方で、ラベンダーの香りに心を癒される方もいます。

そういったことを考慮しながら細やかな気配りをすることが、結果的に施術の質を左右するのです。


僕は自宅やホテルへの出張も多いので、毎回お客さまの好みに合わせた音楽や香り選びに気を遣っています。

ボサノバやジャズなど、リラックスできる音楽を流しながら、鳥のさえずりや川のせせらぎのような自然の音もミックスしています。

これは、音楽と音楽の切れ目に無音となる時間がないようにするため。

僕自身もそうなのですが、無音の時間ができてしまうと、それが気になってしまうのです。

空間作りにおいて、照明も欠かせません。

場所によってはライトの調節が難しいのですが、サロンでは照度を調整してリラックスできる環境を作り出しています。

このように、音楽、香り、光の当て方一つ一つに、細かい配慮をすることがリラックスできる空間を作るために必要なのです。

もっというと、靴を脱ぐタイミングや、お客さまが何をするか迷わないようにスムーズな導線を作ることも、癒しの一環だといえるでしょう。

リラクゼーションマッサージの真髄は、単なるもみほぐしだけにとどまりません。

お客さまが、

「ああ……、癒されている」

と感じる時間を最大限に感じていただくためには、僕たち提供する側が細心の注意を払うことが大切なのです。

お客さまに安心感を

お客さまに安心感を提供するため、僕が心がけている工夫についてお話しします。

まず、お客さまとのコミュニケーションの際、目を見て笑顔を見せること、これが第一歩です。

顔の表情には、非言語コミュニケーションの力があります。

お客さまが僕の顔を見て、安心や信頼を感じてもらえるように、いつも意識しています。

そして、話をするときは焦らず、ゆっくりと早口にならないよう意識し、話すスピードを調節することが重要です。

相手が話の内容を理解しやすいように、一つ一つの単語をはっきりと発音し、聞き手のペースに合わせて話すようにしています。

テンションが上がると早口になってしまうことがありますが、基本的には常に聞き取りやすいスピードで話すことを心がけていて、声のトーンにも気を配っています。

声のトーンは、安心感を与えるための重要な要素です。

落ち着いた低めのトーンで話すことで、お客さまはリラックスしやすくなります。

そのためなのか、お客さまに限らず、多くの方から「眠くなる」「安心する」と言われることがあり、これは僕にとって大きな喜びです。

また、清潔感という要素も安心感を与えるために必要です。

清潔感は第一印象に直結し、お客さまが僕を信頼できるかどうかを大きく左右します。

施術時の服装は落ち着いた色合いで、基本的にはモノトーンの服を選び、黒のパンツに白、黒、グレーのシャツやＴシャツを合わせます。

Ｔシャツがしわしわだったり、派手なアロハシャツのように色がガチャガチャしていると、お客さまの気が散ってしまうからです。

とくに夏の暑い時期は、通気性が良くて汗をかきにくく汗ジミも出ない服を選んでいます。

また、香りも人の感情に影響を与えるため、優しいサボンの香りをメインにしています。

ほかにも細かいところをあげるときりがありませんが、タオルの手触りについても気を使っています。

タオルは最高級の今治タオルを使用しています。

これ以上ないというほどフワフワでやわらかいタオルなので、お客さまにはリラックスしていただけていると思います。

タオルの質が素晴らしいのはもちろんですが、僕の祖父母が愛媛県出身ということもあって、今治タオルを選ぶことは僕にとってしっくりくる選択でした。

今治タオルは、その柔らかさと吸水性で有名であり、お客さまに最高の快適さを提供するために選んでいます。

このように、安心感一つとっても、お客さまのことを思っていろんな工夫をしているのです。

毎日の小さな積み重ねが、結果としてお客さまからの信頼と満足につながっていると感じています。

あえて光を取り入れたサロン

ここからは僕が重視している空間作りについて、実際に運営していたサロンのお話をさせてください。

そのサロンは、お客さまから居心地の良さをよく褒められました。

リラクゼーション業界では、リラックスできる休息スペースの提供がスタンダードですが、その空間が個人的には暗すぎると感じています。

もちろん、暗いことでリラックスできること自体は素晴らしいのですが、部屋から外に出たときにその落差が大きく、とてもまぶしく感じてしまうという負荷も考えなければなりません。

僕はその負荷を減らすため、サロン内にあえて自然光が入るような工夫をしていました。

当時の店舗の場所は、高知県の観光客が通る大通りの商店街に面した細長い建物で、裏側は落ち着いた公園が見える場所でした。

店内は清潔感のある白で統一し、自然の中にいるような心地よさを感じられることを意識しました。

リラックスできるけれども不安を感じることのない明るさで、お客さまに安心してもらえるよう心がけました。

さらに、お客さま同士が仲良くなれるような待合スペースも設け、交流できるようにもしていました。

そんな空間作りのヒントにしたのが新宿御苑。

都心とは思えないあの広大な草原で寝転ぶような解放感を、サロンに取り入れることを目指したのです。

多くのサロンのように完全個室にするのはやめ、半個室で自然光が入り、レースのカーテンが風に揺れる様子を楽しんでいただくようにしました。

このような空間作りを通じて、人と人との繋がりも楽しんでいただきながら、リラクゼーションを深めることができる場所にしたいと思い、そのような設計にしたのです。

こういった工夫によって、お客さまにとって安心できる空間を作り出すことができ、リラクゼーション体験を一層深められたと自負しています。

真のプロフェッショナルへの道

リラクゼーションマッサージには、「もみほぐし」に5つ、「オイルトリートメント」に3つの基本的なポイントがあります。

「もみほぐし」のポイントは、「母指を作る」、「直圧の技術」、「スタンスの取り方」、「体重移動の方法」、「リズムの維持」です。

「オイルトリートメント」に関しては、「密着させること」、「リズムを保つこと」、「端から端までしっかりと流すこと」がポイントです。

これらの基本がしっかりできていれば、誰もが素晴らしいセラピストになれると確信しています。

しかし、現実は、多くの方がこれらの基本を習得できていません。

とくに、「端から端まで」という原則は、重要なのに軽視されがちといえます。

筋肉の構造を考えると、オイルを「端から端までしっかりと流すこと」、つまり関節部分から関節部分までがとても重要なのです。

また、「直圧の技術」に関しても同様です。

人間の体は丸みを帯びているため、その形状に合わせて上手に圧をかける必要があるのです。

これができないと、筋肉の深い部分に適切な圧力がかからず、効果的な施術ができません。

こういった基本を忘れずに続けることはとても重要なのですが、これ以外に1つ、特にセラピスト初心者が陥りがちなミスがあります。

呼吸をおろそかにしてしまうのです。

リズムに合わせた呼吸はとても重要で、これを怠ると筋肉が硬直し、お客さまに最適な力を伝えることができなくなってしまいます。

このような基本的なミスをなくすことが、良いセラピストになるための鍵といえます。

セラピストは、お客さまのことを考えつつ、自身の体も適切に動かす必要があり、これらを全て意識しながら施術するのは大変でしょう。

特に最初のうちは考えることが多すぎて、意識が散漫になることもよくあります。

僕自身もやはりそういう時期がありました。

しかし、これらを意識しながら施術をすることが、真のプロフェッショナルへの道だと考えています。

すべてのセラピストがこれらのポイントをきっちりとおろそかにせず、基礎をしっかりと磨き上げることが重要であり、最高の施術をするにはその努力を怠らないことに尽きます。

もみほぐしの要点

リラクゼーションマッサージはさまざまな角度からのアプローチがあり、人によって効果も異なります。

もみほぐしの際は、日本語で言う「手当て」、つまりどのように手を動かし、どの部位にどれくらいの圧力をかけるかが重要です。

僕は、ゆっくりと手を当てることがリラックスを生む最初のステップだと考えていて、最初の接触は、相手に安心感を与えるためにとても大切となっています。

ちなみに最初は少し弱めに圧力をかけ、

「もう少し強い方がいいですか？」

と尋ねた後、お客さまが「はい」と答えた場合、徐々に圧を強くしていくことは、セラピストとしての基本技術です。

また、密着度も重要です。

特に素人がマッサージを行うとき、手のひらの関節部分が浮いてしまうことがあります。

とはいっても、この部分をしっかりと密着させることは、高い集中力と練習を要しますし、プロであってもきちんとやれていない人が案外いるのです。

もみほぐしのリズムも大切です。

基本的には９拍子で行い、小さい筋肉には早いリズム、大きな筋肉にはゆっくりとしたリズムで施術をすると効果的です。

また、力を入れたまま停止する技術もあります。

これは多様な方法が存在し、国家資格を取得する人々も、初めはこの手法を学びます。
この技術は、特に深い筋肉の緊張を和らげるのに役立ちます。
以上がもみほぐしの要点です。

手の温もりの重要性

お客さまから「手が温かいですね」と言われることが頻繁にあります。
これはただの偶然ではありません。
実際、手の温もりは施術における重要な要素といえます。
冬場には極力手が冷えないよう、施術前に手袋やカイロで温めることもあります。

全身を手で触れられるもみほぐしは、あまり経験がない人にとっては、ただでさえ緊張してしまうもの。
まして冬場に冷たい手で触れられたら、なおさらリラックスなんてできません。

ですが、温かい手で触れられたらどうでしょう。

緊張もやわらぎますし、リラックスしやすくなるのです。

冷たい手では緊張を和らげることは難しく、逆に温かい手はもみほぐしに不可欠。

そんな理由から、僕は手の温かさにも気を配っています。


また、もみほぐしの最後に、タオル越しに手をあてて手の温もりをお客さまに伝えるようにもしています。

驚くほど多くの人がこの「手当て」で安らぎ、ときには眠りにつくこともあるのです。


単なる肉体的な接触以上のものを提供するリラクゼーションセラピストにとって、手の温もりはとても大切です。

ちょっとしたことかもしれませんが、それが人々の心と体に大きな安らぎをもたらしているのです。

振動と揺らしの技術

もみほぐしは、ただ体重をのせて圧をかけるだけではありません。筋肉を振動させて揺らすこともあります。

これによって筋肉の緊張が和らぎ、結果として効果が高まるのです。振動させて揺らす技術は、単に筋肉を動かすだけではなく、筋肉の深くに働きかけるために用いられます。

たとえば、施術の際に骨の周りを軽く圧しながら揺らすことで凝り固まった筋肉がほぐれて柔軟性が出て、動きやすくなるという効果があります。

施術する際のボディスキャンによって、体のどの部分に緊張があるかを把握し、その後で適切な技術を適用します。

圧迫、揉みほぐし、そして揺らしを組み合わせて、筋肉の緊張を解放します。

すると、お客さまには施術前と後との体の変化を明確に感じていただけます。

また、多くのセラピストは表面的な振動に留まりがちですが、僕は単に筋肉の表面だけでなく、体の内部を動かすことに重点を置いています。

これにより、お客さまの体全体のリラクゼーションを一層深めることができるのです。

力の入れ具合を変え、しっかりとした圧をかけながら振動を与えることで、内臓や体の深い部分にまで影響を与えることができます。

これにより、お客さまの体は表面的なリラクゼーションを超え、より深いレベルの癒しを経験するのです。

筋肉を揺らして体の深い部分に働きかけることで、最終的にはお客さまの体だけでなく、心にもいい影響を与えることを僕は目指しています。

強ければ強いほどいい？

「とにかく強くお願いします」

このようなリクエストをされるお客さまも中にはいらっしゃいます。

ですが、もう少し話を聞いていくと、過去に受けた施術が弱くて不満だった、というケースが多くあります。

ただし、ここで間違ってはいけないのは、それはセラピストの力の加減の問題ではなく、技術のレベルが問題だったということ。

実は、体重移動のテクニックをマスターしていないセラピストに当たると、施術が物足りないと感じることがよくあるのです。

また、解剖学的な視点からいうと、セラピストがきちんと骨の位置を正確に把握していることがとても大切です。

たとえば、第12肋骨は非常にデリケートで、間違って強く圧すと高齢者や細身の方にとっては危険です。

軽い圧力でも骨にひびが入ることもあるので、骨の位置を確認することが重要です。

人間の体は千差万別。

大柄な人もいれば華奢な人もいるため、それぞれの体の特徴を理解し、適切な技術を駆使することが重要だといえます。

ここで1つの疑問が浮かぶかもしれません。

それは、「セラピストが女性の場合、単に力が足りないのではないか」というもの。

しかし、これもまた誤解です。

実際は、体重移動がきちんとできてさえいれば、性別による力の差はそれほど影響しません。

それこそ120キロの相撲取りのような大柄なお客さまに対してであっても、適切な体重移動のやり方を理解していれば、力に頼らなくても十分な施術が可能なのです。

呼吸のコントロール

僕がリラクゼーションセラピストとして学んだことの中で、呼吸のコントロールはとても重要な要素です。

呼吸は、心と体に深く作用し、さまざまな状況で私たちの感情や体の状態を管理するのに役立ちます。

たとえば、怒りを感じたときに6秒間深呼吸に集中することで、怒りを静めることができます。いわゆるアンガーマネジメントです。

また、お客さまからまれに質問があります。

「施術を受ける際の注意点とは何か？」

と。

回答として、僕は真っ先に呼吸を意識することの重要性を強調するでしょう。

緊張すると、人間は本能的に呼吸が浅くなりがちです。

だからこそ、リラックスして深い呼吸を意識することが、もみほぐしを受ける際に重要なのです。


多くの人は、もみほぐしで強く圧されると無意識に息を止めがち。

しかし、息を止めると体の一部に緊張が生じ、筋肉が硬くなり、施術の効果が半減してしまいます。

圧される際は、ゆっくりした呼吸を心がけて、リラックスすることが大切です。


「呼吸をコントロールすることで、本当に心と体が落ち着くのか」

と疑問に思う方もいるかもしれません。

ですが、呼吸は自律神経に直接作用し、交感神経と副交感神経のバランスを整えるのです。

たとえば、元気がないときに呼吸を早めることで活性化させ、エネルギーを高めることができます。

逆に、リラックスしたいときは深い呼吸に集中することで、心を落ち着けることができます。

リラクゼーションマッサージにおいて、僕はお客さまの呼吸をコントロールする方法を積極的に取り入れています。

たとえば、お客さまの呼吸が浅いときは深い呼吸を促し、リラックス状態を作り出すようにしているのです。

その際に大切なのは、「吐く」ことです。

しっかりと吐き切ることで、自然と深い呼吸ができるようになります。

多くの人は、「吸う」ことに注目しがちですが、実は吐くことの方が重要なのです。

僕は、「口から吐き、鼻から吸う」というリズムを大事にしています。

吐き切った後に少しの間停止し、それから鼻からの呼吸に移ります。

この方法を繰り返すことで、本当の深呼吸ができるようになり、心も体もリラックス状態に導かれるのです。

この呼吸法は、僕が師匠から教わったものです。

お客さまが浅い呼吸をしているときにこの方法を試すと、顕著にリラクゼーション効果が見られます。

ぜひみなさんも、試してみてください。

リラックスの本質

呼吸は施術の中核をなす要素であり、お客さまの体と心に深く影響を与えます。
僕の施術ではお客さまに、
「はい、吸って〜。はい、吐いて〜」
というように具体的な呼吸指示を出すことは避けています。
なぜなら、リラックスの本質は、自然で無理のない呼吸リズムにあるから。
指示された呼吸というのは、リラクゼーションから離れたものになりがちです。
そのため、僕はお客さまが自然に深い呼吸をするよう、全体的な施術の流れを通じて導いています。

施術において呼吸を整えるプロセスには、いくつかの段階があります。

まず、お客さまがリラックスするように、圧の加減で呼吸のリズムを感じ取れるようにします。

この段階では、言葉を使いません。

圧の強さで呼吸の速度を調節します。

こうすることで、お客さまは自然とリラックスした呼吸に導かれるのです。

続く段階では、こちらの鼻息や口呼吸の音を意識的に使って、お客さまの呼吸リズムを誘導します。

これもリラックスした空間を作り出すための方法です。

自然発生的に、そしてリラックスした形でお客さまに呼吸のリズムを伝えたいと考えています。

決して作為的なものではない、自然なリラクゼーションを目指しています。

呼吸は単なる生理現象ではありません。

心と体を深いリラクゼーションに導くための鍵なのです。

第５章

未来へ向けて

徹底した基礎練習

どれだけ熟練度が増そうとも、経験値を積み上げようとも、スキルに関しては徹底的な基礎練習がとにかく大切です。

たとえば、背中のもみほぐしをするときは、両手で同じリズム、同じ圧で行うことが基本です。

ただし、いうのは簡単ですが、これが実際にやると非常に難しく、できるようになっても意識をしていないと、すぐにリズムや力の入れ具合がズレてしまうもの。

そうなると、お客さまは変な違和感を覚え、癒しを提供できなくなってしまいます。

応用スキルは経験を積む中で身についてくるものですが、基礎練習をどれだけ継続して行っているかが、応用スキルの習得にも大きく影響します。

細かな技術の調整や、基礎の徹底が肝になってきます。

僕自身、頻繁に他のセラピストの施術を受けて学んだり、また、自分自身の体験を通じて技術の調整をしています。

たとえば、体重のかけ方を変えてみたり、片方ずつや両方同時にマッサージを試してみたり、柔らかいクッションを使ってみたり、などなど。

常に試行錯誤をしながらスキルを磨いています。

ただ、ここで誤解をしてほしくないのは、基礎を身に着けて常に同じことをやっていればいい、というわけではないのです。

ここまで何度もお伝えしているように、「お客さまはみんな違う」という事実を深く理解し、それを自分の中でしっかりと落とし込むことです。

同じお客さまは一人もいません。

それぞれ一人ひとりが異なる背景やニーズを持っていることを前提にして、それぞれに合わせたアプローチを取ることが、僕らには必要なのです。

すべてのお客さまに同じ力でもみほぐしをしても、満足度は人によって全然違います。

僕らは、お客さまの感じていることをしっかりと把握し、それに合わせて技術を調整する必要があるといえます。

そして、そんなときに細かい調整をするためにも、基礎がしっかりと身についていることが不可欠なのです。

マインドフルネス

昨日より今日、今日より明日、というように、リラクゼーションセラピストとしてレベルを高めていくことを目指しています。

そんな僕が今後、特に強化したいと考えているのは、マインドフルネスの実践です。癒しに集中することは本や資料を通じて学んでいますが、日常生活においてもその状態を実現したいと考えています。

たとえば、少しの時間があるときに、自分がどのようにクッションに触れているか、身体のどの部分がクッションに接触しているか、１００％リラックスしているか、などを意識すること。

これらを瞬時に感じ取れるようになりたいと思っています。

自分が存在している状態を正確に認識することは、セラピストとして大切だと考えています。

自分が今、イライラしているか、焦っているか、リラックスしているかを正確に感じ取ることができれば、それを適切にコントロールすることも可能だからです。

また少しエラそうに話をしてしまいましたが、まだまだ日常生活において怒りやイライラすることはあります。

このようにまだまだ未熟なのですが、だからこそ一層、日々の小さなイライラも上手にコントロールする必要があると感じています。

マインドフルネスの技術は、自分自身はもちろん、お客さまとのコミュニケーションやマッサージにも役立ち、真の癒しを提供するためには欠かせないものなのです。

僕のリラックス方法

僕らセラピストは精神科医ではありませんが、それでもたまにヘビーな話をお客さまから聞くことがあります。

また、そういった話を聞いたことでセラピストが影響を受け、病んでしまうケースも少なくありません。

セラピストは、まず自分自身が平穏な心で心地よい状態であることが望ましいです。

セラピスト自身が癒されている状態であるほど、お客さまもその癒しを感じることができるからです。

なので、僕自身が癒されている状態であることが、施術において重要だといえます。

自分がケアされていなければ、相手をケアすることはできないのです。

ここでは、僕のリラックス法などをご紹介していきます。


まず、よく行なっているのがウォーキング、散歩です。

後でくわしくお話しますが、散歩は僕にとっては最適のリラックス方法で、毎日90分ほど歩いています。

毎日コースを変えていて、ときに金木犀の香りで季節の変化を感じたりすることもあります。


ほかには、好きな音楽を聞いたり、自宅で自分で挽いたコーヒー豆で淹れたコーヒーを飲みながら、好物の甘いおやつを食べるのも好きな時間。

お酒はあまり飲まないので、甘いものでリラックスするのが僕のスタイルです。

また、疲れていたりイライラしたりしたまま家に帰ってしまった場合はトイレにこもっています。

トイレという狭い空間で1人きりになって便座に座り、電気を消し、暗い密室で過ごしていると、不思議と心が落ち着いてくるのです。

最近は、特にこの方法を取り入れています。

ほかにも、一緒に生活している猫をただ眺めたり遊んだりすることもリラックスする時間といえます。

こうやってセラピストが自分自身をケアすることで、心身ともにリフレッシュされ、お客さまに対してより良いサービスを提供できるようになります。

自己ケアは、僕たちセラピストのプロフェッショナルな仕事を支える基盤なのです。

睡眠について

ここ数年で僕の生活は大きく変わりました。

サロンでの仕事が中心だった頃は夜９時には仕事が終わり、ゆっくり休む時間がありました。

しかし、出張リラクゼーションを始めてからは夜遅くまで働くことも珍しくなくなり、ほぼ24時間体制で動いているような状態です。

今はまだ大丈夫ですが、睡眠をきちんととれていないことで体調が悪くなったり、疲れが取れていなかったり、施術中に眠気に襲われたりするのはプロとして最悪です。

なので、これにどう対応するか、とくに睡眠をどうやってうまくとるかが肝心だと感じています。

睡眠時間は日によって異なります。

2時間しか取れない日もあれば、6時間確保できる日もあります。

ただ、夜の出張リラクゼーションが続くと終電を逃してしまったりもして、しっかりと睡眠時間をとれなくなります。

その場合は、なるべく漫画喫茶で仮眠を取るようにしています。

せいぜい3時間が限度ですが。

理想をいえば、7~8時間をまとめて眠りたい。

でもなかなかそれは難しいので、隙間時間を利用して30分だけでも集中して寝るようにしています。

アスリートのように、短時間で効率的に休む方法を取り入れているのです。

毎日しっかりと睡眠時間をまとめて確保できるようになるのが、当面の目標といえるかもしれません。

肉体の自己ケア

アスリートは自分の体が商売道具だといいますが、それはセラピストも同様でしょう。

僕自身も当然、自分の体調管理やケアを重要視しています。

食事や睡眠、適度な運動、さらに日々の生活習慣が、施術の質に直結するからです。

たとえばもみほぐしをする際、体重の適切な移動が重要であり、それには体幹の強さが必要となってきます。

なので、腕立て伏せや腹筋などは欠かさず、自分の体をコントロールできるようにしています。

体重についても、長年60キロ前後を維持しており、これが自分にとってのベストな状態だと感じています。

それに加えて、セラピストが管理しなければならない点は、さらに細かい部分にも及んできます。

たとえば、セラピストの体のどこかに支障があると、本来の施術の効果が半減してしまう恐れがあります。

お客さまを癒す前に、まずはセラピスト自身が健康でなければなりません。

ほかにも、指先に小さなけがをしていたり、ささくれやかさつきなどがあると、施術の質に影響が出てしまいます。

オイルトリートメントを行う際に手が荒れていると、お客さまに違和感を与えることもあります。

そのため、とくに冬場はハンドクリームによる手の保湿など、しっかりとしたケアが必要なのです。

さらにいうと、爪のケアも欠かせません。

僕は手の爪だけでなく、足の爪のケアもするようにしています。

ちょっとした爪の長さが施術中のパフォーマンスに影響を与えることもあるので、常に手入れをしているのです。

甘皮の処理も重要で、時々ネイルサロンに行ったり、自分でケアをすることもあります。

この仕事に就いていなければそこまで細かいケアをしているとは思いませんが、お客さまへのサービスの質を高めるためにも、こういった点も非常に重要なのです。

毎日の散歩

僕はリラクゼーションセラピストとして15年、経営者としても9期目に突入しています。

ある程度の経験を積んだ自分に新しい挑戦が必要だと感じ、少し意外かもしれない挑戦を始めました。

それを選んだ理由は、自分の苦手意識に挑戦したいという思いから。

新しいものが好きな自分にとって、毎日続けられる何かを見つけることが課題だったのです。

そして、それが「毎日の散歩」でした。

散歩を始めてから2年半が経過し、この積み重ねが10年、15年と続き、50年続くことを想像すると、不思議な感覚になります。

毎日1時間半歩くことで、散歩のプロになったような気さえしています。

散歩中には様々な景色を見たり、新しい知識を得たりすることもあります。

それは絶対にお客さまにも良い影響を与えているはずです。

ただ、毎日散歩をするのは楽なことばかりではありません。

大雨の日など、出たくないと思うこともあります。

ですが、そういう時にあえて外に出てみると、新鮮な体験ができるのです。

たとえば、雨音や傘にあたる雨の感触など、新しい発見がたくさんあります。

むしろ、そういう時に限って、いろいろなアイデアが浮かぶことも。

僕にとっての毎日の散歩は、単なるウォーキングではなく、自分への挑戦です。

今後も続ける価値があると強く感じています。

毎日の散歩は、僕にとって単なるリラクゼーションではなく、人生そのものを豊かにする旅なのです。

行動すること

僕がリラクゼーションセラピストとして成功しているかどうかは、自分では分かりません。

ですが、願っていたこと、やりたかったことは実現しましたし、目標も達成しました。

そんな僕が伝えたいのは、「行動」することの大切さです。

願ったことが叶うかどうかは、その思いをどれだけ行動に移し続けるかにかかっています。

現在の自分の姿というのは、過去からの行動の一つ一つが積み重なった結果なのです。

セラピストになった当初から、僕の願いは変わり続けています。

しかし、そうやって変化する願いに向けていつも行動し続けることが大事だと感じています。

もしかしたら、「行動するだけでうまくいくとは限らない」と思うかもしれません。

ですが、行動することで、少なくとも何かが動き出すのです。

行動しなければ何も変わらない。

前へと踏み出すその一歩が、僕たちを変え、新しい可能性へと導くのです。

セラピストとして、そして一人の人間として、僕はこれからも行動し続けます。

何が起きても、行動することで新たな道が拓かれると信じています。

まずは小さな一歩から始めてみてはいかがでしょうか。
きっと、それが大きな変化へと繋がるはずです。

おわりに

この本を最後まで読んでくださったあなたに、心からの感謝を申し上げます。

ここで、僕と同じリラクゼーションセラピストという道を選んだ方に向けて、心からの励ましの言葉を送りたいと思います。

この職業は、「人のために何かをしたい」という優しい心を持つ人には最適の素晴らしい仕事です。

ですが、人のためだけでなく、自分自身の健康や幸せも大切にしながら進む必要があると僕は感じています。

自分を大切にして癒しながら、お客さまを癒すことが、素晴らしいセラピストへの第一歩です。

少し現実的な話になりますが、セラピストの平均年収はそれほど高くはないかもしれません。

しかし、激安店で働くのと、高級店や出張リラクゼーションといった高単価の場で働くのとでは、報酬に大きな差があります。

また、フリーランスとして活動するセラピストも増えてきており、働き方によっては十分な報酬を得ることも可能です。

お客さまからの指名を多く得られるようになると、報酬も自然と上がっていきます。

いうまでもなく人気セラピストになるには、技術力だけでなくホスピタリティや人柄も重要です。

いずれにしても大事なのは、自分の体を第一に考えること。

この仕事は体を動かす仕事なので、体が資本です。

健康に注意し、自分自身の体調を常に最優先にすることが大切です。

自分自身を大切にし、お客さまに真心を込めて接することが、長く愛されるセラピストへの道です。

自分自身の幸せを見つけながら、他人を癒すことの素晴らしさを、ぜひ感じてください。


さて。

ここから少しだけ、リラクゼーション業界に対する僕の願いやビジョンをお話させてください。

それはこの業界をさらに発展させ、セラピストたちがより良い環境で働けるようにすることです。


現在、多くのセラピストが高級スパやホテルのサロンで働き、またフリーランスとして活動しています。

しかし、多くの人は適切な職場を見つけるのにとても苦労しています。

僕が目指しているのは、これらのセラピストが自分に合った職場を見つけ、個々の技術を生かせる環境を提供することです。

また、セラピストとしての経験を積むことで収入は向上します。

たしかに、この業界の平均収入はそれほど高くはありませんが、熟練したセラピストは技術と人柄によって高い報酬を得ることが可能なのです。

心からの愛と献身があれば、セラピストとして成功する道は開かれます。

こういった点をふまえて僕は、セラピストたちが直面している課題を解決し、セラピストが仕事をやりやすくするためのプラットフォームをつくっています。

これは、セラピスト同士、そしてお客さまとセラピストの間の良好な関係を築くための大きな一歩となると考えています。

このプラットフォームで、セラピストが各々の能力を最大限に発揮し、生計を立てるための手段を提供できればうれしいと思います。

個人的な僕のビジョンについてもお話させてください。

まず、当面の目標は2カ月先まで予約が埋まるようなセラピストになること。

これは自分自身の技術とサービスの質を高めるための目標であり、同時に業界全体のレベルアップにも貢献することになります。

また、まだ本決まりではありませんが今、ある国のホテルからオファーをいただいていて、海外でのスパ事業の展開も検討しています。

これは僕自身にとって新しい挑戦であることはもちろん、ジャパニーズマッサージのグローバル化に寄与することにもつながります。

もちろん、物価の違いや現地での事業運営のリスクを考えると、簡単な決断ではありません。

日本との物価差は大きく、日本円に換算すると、大きな利益にはなりにくいのが現実でしょう。


それでも、僕は世界進出という大きなビジョンを持っています。

これは、単に利益を追求するだけではなく、この業界を世界的なものにするためのステップです。

僕は、リラクゼーションマッサージが多くの人々に癒しと健康をもたらすことを願っています。


最後に。

僕はまだまだ未熟で発展途上のセラピストですが、癒しというものが人生にどれだけの幸せをもたらすかを、皆さんに伝えたいと強く願っています。

癒しは、ただの快適さや休息以上のものです。

それは、心の平和や深い満足感をもたらし、僕たちの生活を豊かにします。リラクゼーションマッサージの技術を通じて、僕たちは心身のバランスを取り戻し、日常生活のストレスや疲れから解放されるのです。

僕のセラピストとしての旅はまだ続いていきますが、これからも癒しを提供し続けることを心からの喜びとして、日々の仕事に取り組んでいきます。

この本を通して、癒しの大切さや価値を感じ取ってくださることを願っています。

そして、あなたの人生において、癒しの瞬間がより多く訪れることを心より祈っています。

最後になりますが、初めての出版を陰に陽に支えてくださった、家族、友人、仕事仲間、お客さま、出版社の皆さま方、本当にありがとうございました。

若輩者ではありますが、今後とも末永くよろしくお願いいたします。

令和6年3月　敷地広明